SUITE
DE LA GUÉRISON
DE LA PARALYSIE
PAR L'ÉLECTRICITÉ.

D'après la Méthode de M. l'Abbé SANS, *Professeur de Physique Expérimentale, à Perpignan :*

Par M. MARIGUES, Maître en Chirurgie, à Montfort-l'Amaury.

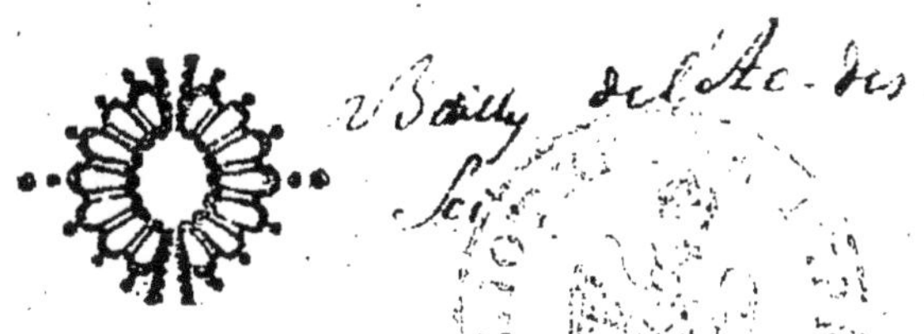

A PARIS,

De l'Imprimerie d'ANDRÉ-CHARLES CAILLEAU, rue St. Severin, vis-à-vis l'Eglise.

M. DCC. LXXIII.

Avec Privilége du Roi.

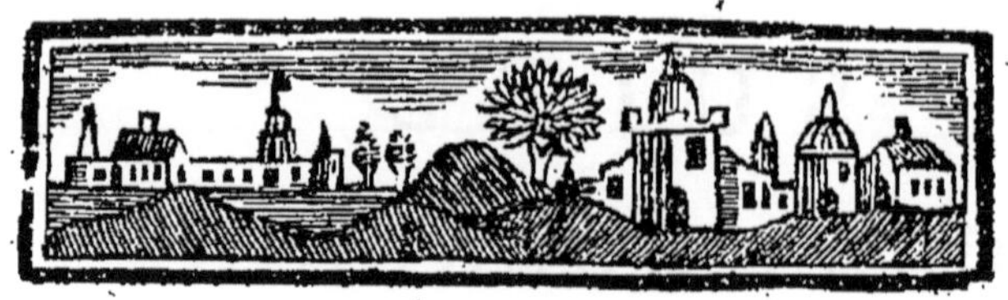

SUITE
DE LA GUÉRISON
DE LA PARALYSIE
PAR L'ÉLECTRICITÉ.

Par M. MARIGUES, *Maître en Chirurgie, à Montfort-l'Amaury.*

L'Efficacité de l'Electricité, pour la guérison de la Paralysie, est encore aujourd'hui fort problématique: la célébrité de ses contradicteurs semble toujours l'emporter sur l'authenticité des faits dont la plûpart ont été reconnus faux; tandis que les autres ont à peine conservé dans l'opinion d'un très-petit nombre de personnes, une foible apparence de possibilité.

La guérison de l'Evêque de Sébénico, publiée à Venise par M. Pivati, a été reconnue fausse par feu M. l'Abbé Nollet, qui, du tems après cette prétendue guérison, alla visiter ce Prélat.

Feu M. Wanſwieten, premier Médecin de la Reine de Hongrie, qui avoit promis à M. l'Abbé Nollet de lui rendre compte des bons ſuccès que l'Electricité avoit eu à Vienne, ne lui a point tenu ſa parole : ce qui a donné lieu de regarder ces mêmes ſuccès qu'il lui avoit annoncés comme fort incertains.

Les guériſons Electriques opérées par M. Sauvages, Médecin de Montpellier, ayant fait beaucoup de bruit dans leur tems, ont été auſſi-tôt oubliées : le grand ſilence que l'on a gardé conſtamment à leur égard depuis plus de vingt-cinq ans, paroît avoir confirmé abſolument leur incertitude.

Les premiers eſſais de l'Abbé Nollet, ceux de MM. Morand & Louis, ſur différentes perſonnes de l'un & de l'autre ſexe qui étoient en paralyſie, n'ayant produit aucun effet ſur tous ces malades, ont donné lieu de fortifier beaucoup les doutes & l'incertitude des guériſons Electriques que l'on avoit annoncées auparavant.

La guériſon de Noguès de Genève, paralytique depuis plus de dix ans, & qui eſt celle de ce genre qui ait trouvé le plus d'accès dans l'opinion des Sçavans, n'a pas moins ſouffert un fort grand déchet dans sa réputation malgré toute son authenticité : quelques-uns ont cru s'être suffisamment assurés que cette guérison n'avoit pas été bien constatée, & qu'on pouvoit avec une plus grande apparence de raison attribuer le rétablissement de Noguès, aux secours de la Médecine qu'il a reçus pendant le cours des opérations Electriques.

Le peu d'expériences que chacun a rapporté de son propre fait, n'a pas moins contribué à rabattre de l'opinion qu'on avoit donnée des effets salubres de l'Electricité.

M. Jallabert n'a communiqué qu'un fait qui lui étoit propre : ayant éprouvé un succès si heureux sur un paralytique de dix ans au moins, il n'a pas dû s'en tenir à cette seule expérience ; il est très-probable qu'il a appliqué le même remède à plusieurs autres paralytiques ; & que l'ayant fait sans aucun succès il en a gardé un profond silence.

Il est naturel de penser la même chose de M. le Cat, qui a fait part à l'Académie Royale des Sciences, de la guérison d'un paralytique à qui il avoit appliqué l'Electricité : on doit être étonné qu'un Praticien aussi employé que l'étoit M. le Cat, n'ait eu qu'un seul fait de ce genre à offrir, ou qu'il n'ait eu qu'une seule occasion de guérir la paralysie par le secours de l'Electricité: il est plus que probable, qu'il a répété ce remède sur plusieurs autres malades sans en avoir tiré aucun fruit.

Les Sçavans de Montpellier qui ont été témoin des expériences de M. Sauvages, n'ont point entrepris d'après lui de perpétuer sa Méthode de guérir la paralysie par le secours de l'Electricité; sans doute parce qu'ils l'ont reconnu infidele, & peut-être toujours inefficace.

Toutes ces réflexions ne pouvoient que diminuer beaucoup la confiance au remède dont il est question, & décréditer considérablement l'efficacité de l'Electricité médicale; à quoi ont encore bien plus contribué quantité de fables enfantées par des enthousiastes, que l'amour du merveilleux a fait publier dans les pays méridionaux.

Tant d'incertitude mise sous les yeux de la multitude, par des personnes du premier mérite, ont fait négliger à la plûpart un secours que l'on auroit pu parvenir à appliquer avec fruit aux paralytiques. J'avoue que depuis plus de vingt ans que je me suis procuré une machine de rotation, & que les Expériences électriques me sont très-familieres; convaincu d'ailleurs comme je l'étois de l'infidelité de leur efficacité pour la guérison de la paralysie, je n'ai point du tout été tenté d'électriser les paralytiques qui ont été confiés à mes soins : il m'a fallu de nouvelles expériences bien constatées pour me déterminer à prendre ce parti & à convertir ma machine de rotation, en instrument de chirurgie.

Je ne doutois pourtant pas de la réalité du fait communiqué par M. Jallabert, non plus que de celui de M. le Cat : mais la répétition infructueuse de la maniere dont ils ont appliqué l'Electricité, ne me permettant pas d'en espérer plus de succès que n'en ont eu ceux qui l'ont fait; je me suis cru suffisamment autorisé à négliger ce secours jusqu'à ce que des nouvelles lumieres m'eussent déterminé à l'employer.

Il est certain qu'il manquoit encore à l'Art des observations instructives & des réflexions assez lumineuses sur le pouvoir de l'Electricité, contre l'état vicieux des parties paralysées ; aussi bien qu'une maniere sûre & efficace d'appliquer ce remède pour lui mériter l'avantage de l'adoption.

Les agitations involontaires dans les fibres musculaires, les mouvemens vermiculaires & spasmodiques excités dans les muscles par l'éruption des étincelles électriques, (ce que l'on a admiré comme un fait très-singulier) auroient dû paroître aux yeux des gens de l'Art une marque certaine du pouvoir efficace de l'Electricité, sur les organes du mouvement qu'elle paroissoit alors vouloir mettre en jeu. Il ne s'agissoit pour cela que d'être en même-tems attentif à l'identité remarquable entre ce phénomène de l'Electricité & l'effort que la nature montre quelquefois dans les membres paralytiques, lors qu'aidée des secours ordinaires de l'Art, le mouvement & le sentiment sont bientôt prêts à reparoître. Dans le cours du traitement ordinaire de la paralysie, j'ai presque toujours remarqué plus ou moins, des douleurs, des tressaillemens, des mouvemens ondulatoires ou vermiculaires, involontaires & convulsifs; produits spontanément ou par quelques agitations des différentes parties des membres affectés; & déterminés immédiatement par l'effort des esprits animaux, qui, ne pouvant pénétrer & agir librement & uniformément dans ces mêmes parties, s'y avançoient par bons & par saccades, ou peut-être encore d'une autre maniere plus irréguliere, pour donner lieu à ces diverses agitations, lesquelles étoient autant de présages d'une diminution notable des symptômes de la paralysie, & des signes avant-coureurs de quelque meilleur disposition de la part du mouvement volontaire & du sentiment.

Peu de tems avant la réparition du sentiment au bras de la malade, dont je rapporterai ci-après l'histoire de sa paralysie, elle y sentit des douleurs assez fortes, & il y survint en même-tems des mouvemens involontaires qui étoient si considérables à l'avant-bras & aux doigts, qu'elle se pinçoit & s'égratignoit avec force l'autre bras & toutes les autres parties que le hazard faisoit rencontrer entre ses doigts affectés : tellement que je me suis cru obligé plusieurs fois de lui garroter l'avant-bras & la main, tant pour obvier à cet inconvénient, que pour empêcher cette extrêmité de se porter comme elle faisoit continuellement hors du lit où elle fe refroidiffoit; & favorifer par cette attention le repos de la nuit, que cette agitation n'eut pas manqué d'interrompre: ces motifs me parurent fuffifans pour en ufer ainfi pendant deux jours, quoique j'auguraffe avantageufement de ces agitations, lefquelles furent auffi-tôt fuivies du fentiment dans toutes les parties qui avoient été agitées.

Il eft donc indubitable que la nature fait de fon côté tout ce qu'elle peut pour recouvrer les droits qu'elle a perdu dans les membres paralyfés, & qu'elle employe à cet effet l'action des efprits animaux, les feuls agens du mouvement & du fentiment: mais ils deviennent bientôt impuiffans par l'épuifement de tous leurs efforts contre l'inertie infurmontable des parties affectées: delà vient que les fymptômes de la maladie ayant été plus ou moins diminués dans fon commencement, l'état de la paralyfie fe trouve enfuite fixé à un terme auquel le malade demeure conftamment pendant tout le refte de fa vie, privé de l'action de fes membres, lefquels loin de lui être de quelque fecours dans fes fonctions, l'importunent perpétuellement de leur poids accablant, & l'embarrassent généralement dans tous ses exercices.

Pour éviter ces inconvéniens affreux qui font horreur à l'humanité, il suffisoit d'aider les mouvemens de la nature, en empêchant l'épuisement des efforts des esprits animaux, en les soutenant & les excitant même jusqu'à un parfait rétablissement.

C'est précisément ce que l'Electricité nous a paru faire de la maniere la plus analogue aux opérations de la nature. Car les mêmes agitations spontanées qui avoient disparues par la continuelle impuissance & l'épuisement des efforts des esprits animaux, ont reparues aussitôt par le secours de l'Electricité. Cela a été singulierement remarquable au bras de Noguès, quoiqu'il y avoit plus de dix ans qu'il étoit paralysé & atrophié. On a observé la même chose sur les membres des paralytiques qui ont été électrisés, tant aux Invalides qu'ailleurs.

Les fourmillemens à la peau, les douleurs & les mouvemens involontaires, que l'Electricité a fait paroître aux membres de ceux sur qui MM. Nollet, Morand & Louis ont fait leurs premieres tentatives, n'ont été suivis d'aucun ſoulagement : parce que ce ne ſont pas tant les commotions ſouvent répétées, que le cours régulier & uniforme de l'Electricité dans les parties paralyſées, qui paroît néceſſaire à leur rétabliſſement. L'inſtentanéité de la commotion électrique porte naturellement à l'idée un ébranlement ſubit, tumultueux & violent des parties, accompagné de leur affaiſſement qui ne peut être que fort contraire, ſans procurer aucun avantage. Il n'en n'eſt pas de même du cours régulier, continu & uniforme de l'Electricité, qui ſemble reſtituer aux fibres motrices & nerveuſes leur tenſion tonique qu'elles avoient perdue, ſans les expoſer à aucun ébranlement capable de les fatiguer.

La guériſon électrique de la paralyſie communiquée par M. le Cat, a fait penſer que le ſuccès d'une pareille guériſon pouvoit dépendre de quelque circonſtances particulieres de la maladie, ſans leſquelles l'Electricité n'auroit pas réuſſi. On ne peut diſconvenir, que la paralyſie a cela de commun avec beaucoup d'autres maladies, d'oppoſer ſelon ſes circonſtances, plus ou moins de difficultés à ſa guériſon dans les différens sujets qui en sont affectés. Mais n'eut-on pas rencontré beaucoup plus juste, si au contraire on eut dit, que le succès pouvoit bien plus dépendre des circonstances des électrisations ? Celles-ci peuvent varier davantage, & cette variété donne lieu de rencontrer les circonstances nécessaires à la production du meilleur succès.

Cette réflexion semble être venue à M. Jallabert, qui, instruit des tentatives infructueuses des Physiciens de Paris, résolut d'administrer l'Electricité d'une autre maniere ; laquelle, sans être pourtant la meilleure, devoit cependant avoir plus d'efficacité, ainsi que l'expérience lui a démontré. En effet, la mobilité, l'étendue du mouvement du bras, le recouvrement de son embonpoint, la facilité de porter la main au chapeau, l'ôter & le remettre, enfin de soulever des corps pesans ce que son malade n'avoit pas fait depuis un assez bon nombre d'années, furent néanmoins les fruits de la conduite différente qu'il observa dans la maniere d'administrer l'Electricité à son malade.

L'authenticité du fait de M. Jallabert, engagea comme l'on sçait l'Académie Royale des Sciences à faire de nouvelles expériences : elle chargea M. l'Abbé Nollet, d'administrer l'Electricité selon la méthode que le Professeur de Genève avoit suivie à l'égard de Noguès. Cela fut exécuté en présence des plus célebres Médecins & Chirurgiens de Paris, sur un grand nombre de sujets paralytiques à l'Hôtel Royal des Invalides.

Le résultat de ces expériences répétées nombre de fois n'a pas répondu au zèle dont on étoit animé : les soins que l'on y donna n'eurent aucun succès : on ne remarqua que des mouvemens spasmodiques dans les muscles qui répondoient aux endroits d'où l'on tiroit des étincelles : ce qui étoit certainement une foible préparation au développement du mouvement musculaire. Mais cela n'a pas eu de suites fructueuses : parce que l'Electricité n'étoit point uniforme, son opération sur les fibres étoit souvent interrompue par l'éruption trop fréquente & peu nécessaire des étincelles électriques, & enfin, parce que la méthode de M. Jallabert ne dirige pas l'Electricité d'une maniere convenable, pour produire constamment un heureux succès.

Cependant comme l'on ne pouvoit révoquer en doute le ſuccès avantageux de la même conduite qu'avoit obſervé le Profeſſeur Génevois ; on en conclut de nouveau qu'il pouvoit y avoir des circonſtances favorables que l'on n'avoit pas encore apperçues dans certaines paralyſies, & ſans leſquelles on ne pouvoit eſpérer aucun ſecours de l'Electricité. Voilà comme il arrive quelquefois que la multiplicité des expériences ne nous inſtruit point, & que l'attachement à nos premiers préjugés nous entretient perpétuellement dans l'illuſion.

Si au contraire l'on ſe fut aviſé d'enchérir ſur la méthode de M. Jallabert, cela auroit pu donner lieu à une concluſion toute oppoſée. Une ſimple réflexion ſuffiſoit même pour tirer de toutes ces expériences une induction bien différente.

Parmi un ſi grand nombre de malades électriſés infructueuſement, on ne peut pas ſuppoſer qu'il ne s'en ſoit trouvé aucun avec les circonſtances néceſſaires pour faire réuſſir l'Electricité : or puiſqu'elle ne produiſit pas plus de fruit ſur les uns que ſur les autres ; il étoit bien plus naturel de conclure, que la méthode de M. Jallabert, non plus que celle des autres Sçavans qui ont obtenu une seule fois quelque succès de l'Electricité, n'étoit pas la véritable méthode capable de produire constamment du soulagement & la guérison aux malades.

Si au lieu de s'en prendre à quelques circonstances particulieres que l'on croyoit n'avoir pas encore saisies dans quelque paralysie, on eut varié davantage les procédés des électrisations: il me paroît indubitable que l'Electricité médicale auroit fait des progrès bien plus rapides, & que sa certitude seroit généralement reconnue.

Car il y a lieu de croire que l'efficacité de l'Electricité dépend bien plus directement de la maniere dont on l'applique, & des procédés qui doivent nécessairement accompagner les électrisations, que de certaines circonstances indéterminées & purement idéales. D'où il résulte que si on parvenoit à trouver la maniere d'appliquer les divers procédés qui doivent accompagner les électrisations, on verroit que l'Electricité seroit un reméde fructueux contre la paralysie: ce seroit aussi alors dans cette méthode, que le problême trouveroit sa solution.

Il ne faut pourtant pas ſe flatter d'avoir trouvé la meilleure méthode d'adminiſtrer l'Electricité, lorſqu'on ne ſera fondé que ſur quelque ſuccès qu'on en a obtenu ; ce qui a été dit doit nous prémunir contre une pareille préſomption : on en peut inférer ſeulement, que l'Electricité eſt un ſecours qui ſera efficace quand on l'accompagnera des procédés convenables, dont la réunion conſtituera la méthode fructueuſe d'électriſer les malades.

Cependant il ne faudroit pas non plus conclure contre une méthode d'électriſer qui n'auroit pas le même ſuccès généralement ſur tous les paralytiques ; étant bien ſuffiſant qu'elle puiſſe guérir radicalement les uns, tandis qu'elle ne pourroit que ſoulager les autres : on ne peut pas connoître d'abord toutes les perfections, dont une méthode qu'on vient de découvrir eſt ſuſceptible. D'ailleurs le ſuccès de tous les moyens curatifs en général eſt toujours relatif à l'intenſité de la maladie, à la durée du tems qu'il l'a rendue plus ou moins invéterée, à l'âge du malade, à ſon tempérament, aux préparations préalables, à l'influence des ſix choſes non naturelles & à la ſalubrité de la saison : toutes circonstances qui, selon l'usage qu'on en a fait, sont bien capables d'apporter pareillement quelque modification au succès de la meilleure méthode d'électriser.

Mais pour être convaincu qu'une méthode des électrisations est bien véritablement curative ; non-seulement il faudroit que cette méthode eût été constamment suivie d'une guérison radicale de plusieurs malades, & du soulagement bien confirmé de plusieurs autres, dont la maladie trop invéterée n'auroit pas permis un rétablissement bien parfait ; mais encore que la même maniere de procéder aux électrisations eût eu le même succès, tant entre les mains de celui qui auroit rencontré cette méthode, qu'entre toutes autres mains étrangeres. Car jusqu'ici il n'est pas mention que l'on ait pu guérir aucun malade en suivant la méthode de M. le Cat, non plus que celle de M. Sauvages & de M. Jallabert : ce qui prouve bien certainement que ces hommes célebres n'ont point rencontré la maniere fructueuse d'électriser avec succès différens paralytiques.

Voici le tems auquel cette maniere fructueuse d'électriser les malades doit se faire connoître : je suis maintenant en état d'annoncer que la méthode des électrisations véritablement curatives est celle de M. l'Abbé *Sans*, Chanoine & Professeur de Physique expérimentale en l'Université de Perpignan. La pluralité des faits très-bien constatés, rapportés dans la Brochure qu'il a fait imprimer, [*] donne la preuve la plus évidente de la constante efficacité de sa méthode d'appliquer l'Electricité aux paralytiques. Son succès ne se borne pas à la guérison d'un seul paralytique, ni à un simple soulagement d'un membre paralysé : on voit au contraire qu'il en a guéri radicalement un assez bon nombre & qu'il en a soulagé d'autres, dont la maladie trop invéterée ne lui a pas permis d'obtenir de sa méthode une guérison parfaite. Mais ce qui donne le dernier complément de la preuve que sa méthode est vraiment curative & fructueuse; c'est qu'elle n'a pas moins de succès entre mes mains qu'entre les siennes, comme on le verra par le fait que je rapporterai ci-après.

Je crois qu'il n'en faudra pas davantage pour établir l'efficacité de l'Elec-

[*] Qui a pour titre : *Guérison de la Paralysie par l'Electricité.* Elle se trouve chez CAILLEAU, Imprimeur-Libraire, rue S. Severin, & se vend 1 l. 10 f.

tricité en faveur des paralytiques, dont la plûpart seront sûrs à l'avenir de trouver une guérison radicale, & les autres tout au moins un notable soulagement par la méthode que j'ai employée, & qui appartient à M. l'Abbé Sans. Ses succès m'ont paru si bien constatés, que j'ai formé la résolution d'électriser le premier paralytique qui seroit confié à mes soins, & de varier les procédés des électrisations jusqu'à ce que j'en aie distingué le meilleur & le plus efficace. Mais lorsque l'occasion me fit prendre ce parti, M. Sans en ayant été informé, m'engagea de suivre sa méthode, à quoi je souscrivis d'autant plus volontiers, que cela m'évitoit beaucoup de tentatives, peut-être inutiles ou moins fructueuses.

Cependant malgré la confiance que l'on doit aux expériences de M. l'Abbé Sans, j'ai cru devoir me tenir sur la défiance comme si j'eusse voulu faire expressément l'épreuve de sa méthode, afin d'éviter l'illusion & n'être pas la dupe par la suite des préjugés d'autrui, qui s'emparent toujours trop rapidement de l'opinion de ceux qui se livrent facilement à la nouveauté. En conséquence il m'a paru nécessaire de me remettre sous les yeux, aussi bien que ſous les yeux de toutes les perſonnes qui ont vu la malade qui fait le ſujet de mes remarques, toutes les circonſtances de ſa maladie, ainſi que les ſecours qu'on lui a donnés : & déterminer l'état dans lequel elle s'eſt trouvée immédiatement avant la premiere électriſation : cela étant néceſſaire pour donner une régle de comparaiſon, propre à faire diſcerner ce qui eſt dû aux ſecours de la Médecine & à ceux de l'Electricité, & à faire juger plus ſainement de la différence entre les effets ſalubres que la malade a reçu du traitement ordinaire, & ceux de chacune de ſes électriſations.

RELATION

De la Paralyſie ſurvenue à Madame DEVILLERS, *Religieuſe profeſſe de la Congrégation de Notre-Dame, Ordre de St. Auguſtin, établie à Montfort-l'Amaury.*

LE ſix Février de la préſente année 1773, Madame Devillers, âgée d'environ 38 ans, s'eſt trouvée attaquée d'une hémiplégie dès le matin à ſon réveil. Tout le côté gauche, & principalement l'extrémité ſupérieure étoit deſtitué de mouvement & de ſentiment : l'un & l'autre ſe trouverent néanmoins encore un peu remarquables, mais d'une maniere très-obſcure dans l'extrémité inférieure. La tête étoit embarraſſée & diſtraite, la vue vague & indéterminée, la bouche un peu tournée du côté droit laiſſoit répandre une partie de ce qu'on lui donnoit à boire, la prononciation étoit moins libre : ce qui étoit accompagné de quelques tintemens alternatifs dans l'oreille droite ; tous ſymptômes avant-coureurs & prochains d'un état apoplectique.

Cet état avoit été précédé ſix jours devant d'une grande douleur de tête à laquelle la malade étoit fort ſujette, & d'une fluxion ſur le pariétal droit, qui s'étendoit ſur toute la tempe juſqu'aux paupieres du même côté qui en étoient un peu enflées, à quoi ſe joignit auſſi un peu de fiévre. En conſéquence de cette affection qui paroiſſoit aſſez légere, on tira à la malade trois palettes de ſang, qui s'eſt trouvé fort ſec & épais. Immédiatement après cette ſaignée du bras, la fluxion & la fiévre diſparurent, & la douleur de tête ſe modéra tellement, qu'on ne tint pas compte du conſeil donné de réitérer la ſaignée le même jour.

Indépendamment de cette ſaignée & du mieux qu'elle avoit procuré, le lendemain matin, qui étoit le 2 de Février, la malade en ſe levant s'eſt tout-à-coup ſentie affectée des ſymptômes ci-deſſus, leſquels ont diſparu d'eux-mêmes tout auſſi-tôt en moins d'une heure, ſans qu'on ait eu le tems d'appeller & de lui donner aucun ſecours: néanmoins pour cet événement, on la ſaigna le même jour du pied, puis on lui preſcrivit l'uſage du petit lait juſqu'au ſix qu'elle devoit être purgée.

Mais alors la malade s'étant trouvée priſe, ainſi qu'il vient d'être dit plus haut, on lui donna en conſéquence l'émétique qui la ſecoua beaucoup, & on lui appliqua tout de ſuite trois véſicatoires, ſçavoir, un à la jambe & un autre au bras paralyſé, le troiſieme a été appliqué ſur le pariétal droit: la purgation a été remiſe à un autre jour, on lui en a même fait prendre pluſieurs en obſervant de laiſſer entr'elles quelques jours d'intervalle: on n'épargna pas non plus les lavemens purgatifs, le tout ayant été accompagné d'un régime convenable.

On a laissé agir les vésicatoires jusqu'au lendemain, parce que si l'on en excepte celui de la tête qui étoit assez modéré, la malade ne les sentoit pas: elle ne s'est pas même plaint pendant plusieurs jours de la douleur qui devoit accompagner chaque pansement, tant il est vrai que le sentiment étoit absolument perdu, on la touchoit & on la pinçoit sans qu'elle en sentit rien.

Le vésicatoire de la jambe a suppuré pendant neuf jours, celui du bras pendant vingt, & celui de la tête a été continué jusqu'au 28 Mars, jour auquel on lui a substitué un cautere qu'on a pratiqué à la nuque.

Depuis le dixieme jour jusqu'au vingt-deuxieme de l'attaque de cette paralysie, on a fait des douches à la malade, tant sur le bras que sur la jambe affectée : elles étoient émollientes dans les commencemens & ensuite aromatiques. Pendant le même tems, la malade a fait usage des eaux de Vichi : après quoi, on lui a fait prendre environ quinze bains, lesquels ont paru lui causer quelqu'affoiblissement; mais d'un autre côté ils ont produits de la souplesse dans les jointures & dissipés en partie des roideurs qu'elle y avoit ressenties auparavant.

Outre ces roideurs dans les articulations, dans les muscles même & dans les tendons, la malade souffroit encore des douleurs quand on lui remuoit les membres affectés, lesquels étoient aussi engourdis & dans la stupeur, à quoi se joignirent beaucoup de fourmillemens à la peau & des mouvemens involontaires qui devinrent très-considérables, principalement dans l'avant-bras que j'ai été obligé d'arrêter deux diverses fois pour favoriser le repos de la nuit à la malade.

L'activité des secours qui lui ont été donnés a fait paroître dès le second jour à la levée des vésicatoires quelque peu de mouvemens dans les jointures de l'épaule, de l'avant-bras & du poignet. Plusieurs jours après, ce mouvement qui étoit volontaire, a paru se fortifier un peu & s'étendre jusqu'aux phalanges des doigts. Ainsi la malade recouvra donc un peu de mouvement dès les premiers jours de son attaque; mais la stupeur & l'engourdissement persisterent plus long-tems : elle n'a recouvré le sentiment au bras & à la main que le septieme jour, & d'une maniere très-obtuse, car pendant plusieurs jours, lorsque la malade touchoit quelque chose, il lui sembloit sentir l'objet à travers un interméde; mais cette sensation s'est perfectionnée à la suite de beaucoup de fourmillemens à la peau.

Ces fourmillemens, ainsi que les mouvemens involontaires, avec des douleurs dans les membres paralysés, précéderent constamment la réparition & la progression du mouvement volontaire & du sentiment, dont les progrès parurent plus sensibles dans les commencemens que par la suite.

Le bras & la jambe ne se sont point enflés, je n'ai remarqué qu'un peu d'engorgement au dessus des condyles de l'humérus, qui s'est dissipé pendant l'usage des douches.

Le dixieme jour de l'attaque de cette paralysie, la malade est parvenue à porter sa main près de son front, & à faire toucher son pouce aux quatre autres doigts. Elle jouissoit d'ailleurs du meilleur état possible du côté de sa santé: ce qui nous fit essayer alors de la faire marcher, en lui prêtant le bras du côté droit, & tenant de sa main affectée une canne qu'elle laissoit souvent échapper, ne pouvant la serrer suffisamment, même pendant plus de dix autres jours, après lesquels elle parvint pourtant à la serrer autant qu'il étoit nécessaire pour ne la plus laisser tomber. Au reste il sembloit qu'elle se fortifioit de jour en jour à cet exercice jusqu'environ le 10 Mars; mais après cette époque les forces de la malade ne montrerent plus de progrès sensibles; quoiqu'elle jouit d'ailleurs d'une assez bonne santé: elle ne put encore marcher qu'à l'aide de quelqu'un qui lui soutenoit le bras nonobstant qu'il y eut plus d'un mois qu'on l'y exerçât.

Le plus grand effort qu'elle ait pu faire le 21 Mars, a été de soulever un poids de 6 marcs qui lui faisoit trembler la main pendant le moment qu'elle le tenoit; tandis que de l'autre main elle soulevoit un poids de 56 marcs. D'où il paroît évidemment que ce n'étoit pas la force dans le tempérament de la malade qui lui manquoit; mais seulement de l'action dans les fibres motrices, privées de la cause déterminante par laquelle elles ont la puissance d'agir, & d'où dépendent l'étendue, la direction, les modifications & la parfaite liberté du mouvement volontaire.

La répétition de l'expérience ci-dessus faite trois jours après, ne nous donna pas de marques ſenſibles d'une augmentation de puiſſance dans le bras affecté: mais le 28 Mars, la malade leva un poid de 8 marcs, nonobſtant qu'elle eut été purgée efficacement deux fois de ſuite les jours précédens. D'où il réſulte que dans la ſemaine qui précéda le 28 Mars, elle recouvra une livre de force, ſoit par l'effet de ſa bonne conſtitution, ou par les ſecours ordinaires, ſans celui de l'Electricité que je me propoſai de lui adminiſtrer pour la premiere fois le jour ſuivant.

Pour découvrir d'après cela l'efficacité des opérations électriques, il me parut qu'il étoit néceſſaire que la malade acquit plus d'une livre de force par ſemaine, puiſque c'étoit la ſomme que lui avoit produite dans un pareil tems les ſecours ordinaires aidés de la bonne conſtitution & peut-être auſſi de l'âge de la malade.

On doit être convaincu, par ce qui vient d'être dit, que je me tins alors rigoureuſement ſur la réſerve, pour ne pas accorder à l'Electricité ce qui ne pouvoit lui appartenir : j'aimois mieux lui ôter quelque choſe de ſes effets, au cas qu'elle en dut produire que de les exagérer : mon intention ayant été de publier pareillement ses succès, ou son infidelité.

Il est visible qu'en accordant à la nature ou aux secours ordinaires de l'art, la production d'une livre de force par semaine, c'étoit estimer un peu trop haut leurs effets aux dépens de ceux qui devoient sortir de l'Electricité ; puisque pendant les sept premieres semaines, la malade ayant reçu divers secours de la médecine que l'on peut dire avoir été fructueux, n'a cependant recouvré en tout que quatre livres de force ; ce qui ne fait qu'un marc, neuf gros, dix grains $\frac{2}{7}$ pour chaque semaine, au lieu d'une livre. D'où il paroît démontré que la progression des forces de la malade n'a point été en raison d'une livre par semaine avant les électrisations ; mais seulement d'un peu plus de neuf onces.

On conjecturoit que la persévérance dans les secours ordinaires de l'Art, celle de la bonne santé, le bon tempérament & la vigueur de l'âge de Madame Devillers, aussi bien que la bonne saison, pouvoient lui rappeller bien des forces dans le côté paralysé : mais ces circonstances pouvoient aussi nous faire illusion. Car selon l'expérience journaliere connue de tout le monde, il paroît plus certain que l'atonie subsiste toujours dans les fibres des parties paralysées, & que leur action ne se rétablit jamais considérablement, ni avec beaucoup de célérité.

Si donc l'action de ces fibres se rétablit vigoureusement pendant le cours des électrisations, il est indubitable qu'on en doit être redevable à l'Electricité : ce qu'il est important d'observer avec exactitude, pour découvrir l'évidence du produit de ce nouveau reméde.

Enfin pour déterminer en peu de mots l'état de Madame Devillers, immédiatement avant la premiere électrisation ; j'observai alors que le mouvement volontaire dans les membres affectés n'étoit revenu qu'en partie & selon la progression rapportée ci-dessus, il restoit encore très-borné, il lui manquoit beaucoup d'énergie, d'étendue & de force.

Car en même-tems qu'elle pouvoit dresser le bras droit & l'élever de maniere que le bout du doigt du milieu répondit contre une muraille à la hauteur de six pieds; elle ne pouvoit lever la main affectée qu'à celle de trois pieds un pouce : puis prenant à ſa main droite un poids de vingt-huit livres, elle ſe levoit très-facilement, tandis que de l'autre elle ne pouvoit ſoulever qu'avec peine pendant un inſtant & en tremblant un poid de huit marcs.

Les mouvemens involontaires qui avoient parus s'êtres diſſipés, reparurent encore conſtamment dans les différentes parties des deux extrêmités, lorſqu'on les examinoit dans toutes ſortes de ſituations, pour peu qu'elles euſſent été gênantes. La malade ne pouvoit tenir ſon avant-bras en ſupination, non plus que les doigts dans l'extention.

Ayant fléchis ſon pied affecté autant qu'on put le faire avec le ſecours de la main, puis l'ayant enſuite abandonné, il retomboit auſſi-tôt de lui-même comme par ſon propre poids, & ſans que la volonté de la malade y eut eu aucune part ; elle ne pouvoit nullement le fléchir, ni le retenir dans la flexion. Enfin, non-ſeulement elle éprouvoit des douleurs dans l'épaule, dont elle ſe plaignoit beaucoup quand on l'habilloit ; mais encore dans toutes les autres articulations, ſoit en forçant un peu leur jeu pour les éprouver, ſoit dans les différens exercices qu'elle ſe donnoit même à l'aide des perſonnes qui lui prétoient leur ſecours : car elle ne pouvoit pas ſe paſſer du bras de quelqu'un qui lui étoit abſolument néceſſaire pour marcher, & n'avoit pas moins beſoin du ſecours de ſes compagnes pour la lever, la coucher & la vêtir, que pour lui ſervir toutes les choſes qui étoient à ſon uſage.

Tel étoit l'état de Madame Devillers, le 28 Mars 1773, conſtaté par les certificats, dont voici les copies.

Je ſouſſigné Docteur en Médecine, demeurant à Montfort-l'Amaury, Médecin ordinaire de la Communauté des Dames Religieuſes de la Congrégation établie dans ladite ville, certifie que l'état ci-deſſus détaillé (par M. Marigues, Maître Chirurgien de ladite ville & de ladite Communauté) de la maladie de Madame Devillers, Dame profeſſe de ladite maiſon, eſt dans toute l'exactitude & dans la vérité, & que cette Dame, qui a été confiée à nos ſoins, s'eſt trouvée dans l'état déterminé ci-deſſus, le 28 Mars de cette année 1773, en foi de quoi nous avons ſigné le préſent certificat, ce dit jour & an que deſſus.

Signé, ROUSSEAU.

Nous soussignées Supérieure Assistante & Conseilleres du Monastere de la Congrégation de Notre-Dame de Montfort-l'Amaury, certifions que l'état dans lequel se trouve aujourd'hui Madame Devillers, est déterminé exactement dans la relation ci-dessus, laquelle est, on ne peut pas plus fidele, & selon que nous l'avons observé nous-mêmes journellement sur la malade, en foi de quoi nous avons signées le présent certificat, ce 28 Mars 1773.

Sœur Michel Boré, Supérieure.
Sœur Catherine le Page, Assistante.
Sœur Marie Servin, Discrette.

REMARQUE

Sur les effets de l'Electricité à l'égard de la Paralysie de Madame DEVILLERS, *Religieuse de la Congrégation de Notre-Dame, Ordre de St. Augustin, à Montfort-l'Amaury.*

L'ELECTRICITÉ n'ayant point été employée dans le commencement de la maladie en question, il est indubitable que ses effets n'ont pu avoir rapport qu'aux impressions d'une hémiplégie imparfaite qui étoient restées à la malade, selon que cela vient d'être détaillé & certifié.

Le lundi 29 Mars 1773, j'ai électrisé pour la premiere fois pendant une heure & demie Madame Devillers, en présence & selon la méthode de M. l'Abbé Sans, que le zèle pour le bien de l'humanité avoit attiré chez notre malade pour me faire part de sa maniere fructueuse d'appliquer l'Electricité. Le 30 & le 31 Mars, j'électrisai ma malade pendant deux heures chaque fois, d'une Electricité assez forte.

Ayant commencé à examiner les nouveaux progrès de la puissance des parties affectées immédiatement après la troisieme électrisation, j'ai remarqué alors que la malade soulevoit un poids de 12 marcs, & qu'elle élevoit sa main le long d'une muraille, un pied un pouce plus haut qu'elle n'avoit fait trois jours auparavant.

Il résulte de cette premiere remarque, que pendant ces trois premiers jours d'Electricité, la malade a recouvré le double de force qu'elle avoit acquise pendant toute la semaine qui avoit précédé, durant laquelle elle n'avoit pas encore été électriſée : il y avoit par conſéquent grande apparence que l'Electricité étoit entrée pour beaucoup dans cette augmentation de force.

En effet, en ſuppoſant que pendant ces trois premiers jours d'électriſation la malade ait continué de ſe fortifier ſpontanément, par l'effet de ſa bonne conſtitution & de la vigueur de ſon âge, indépendamment de l'Electricité ; elle n'a pu le faire que dans le même rapport qu'elle l'avoit fait durant toute la ſemaine précédente : ce qui revenoit tout au plus à 6 onces, 6 gros, 62 grains pour l'augmentation ſpontanée de ſa force pendant ces trois premiers jours d'électriſation. Or comme il s'eſt trouvé deux livres de force d'augmentation après la troiſieme électriſation, il y avoit donc un excédent de 25 onces, 1 gros & 10 grains, qu'on n'a pas pu ſe diſpenſer d'attribuer aux trois premieres opérations électriques. Je pourrois dire même que c'eſt le moins qu'on ait pu leur attribuer, attendu qu'il n'étoit pas bien certain que la progreſſion ſpontanée de forces de la malade ait continué à ſe ſoutenir dans le même rapport de la ſemaine qui a précédé l'Electricité.

Le 1er. le 2 & 3 Avril, Electricité assez forte ; le 4, médiocre à cause du vent de sud & d'un peu de pluye pendant l'électrisation, le baromètre étant descendu à 27 pouces: chacun de ces jours, la malade a été électrisée pendant 2 heures.

L'électrisation du 4 Avril a terminé la premiere semaine d'Electricité, durant laquelle la malade ayant supporté 13 heures & demie d'électrisation, a recouvré cinq livres de force, parce qu'alors elle a soulevé un poids de 18 marcs. Si l'on défalque de cette somme une livre pour la progression spontanée des forces, indépendamment des secours électriques, à cause d'une livre que la malade avoit acquise la semaine précédente sans avoir été électrisée ; il restera donc 4 livres de forces respectives, qui n'ont eu d'autre cause que l'Electricité de la premiere semaine ; durant laquelle la malade n'a reçu aucun autre secours de la Médecine.

J'ai remarqué de plus à la fin de cette premiere semaine électrique, que la malade faisoit volontairement à-peu-près la moitié de la flexion du pied, & qu'elle portoit la main le long de la muraille à un pouce plus haut qu'elle n'avoit fait quatre jours auparavant.

Sans aller plus loin, voilà dans le produit de la premiere ſemaine électrique, de quoi convaincre les plus incrédules ſur l'efficacité de l'Electricité : il leur ſuffira d'obſerver que les circonſtances de la maladie n'étoient point changées, que la malade n'avoit point employé d'autres ſecours, qui auroient pu nous faire illuſion ; & de comparer enſuite le produit de cette ſemaine électrique, avec la progreſſion des forces de toutes les ſemaines qu'il l'ont précédé. On appercevra alors avec évidence, que la malade, ſans avoir reçu aucun autre ſecours que l'Electricité, a recouvré plus de forces dans cette ſeule ſemaine, qu'elle n'avoit fait pendant ſept ſemaines avec tous les ſecours de l'Art.

Quand on admettroit que les forces auroient pu s'accélérer par un pur effort de la nature, il n'eſt pas probable qu'elles euſſent pu le faire tout-à-coup, & en ſi peu de tems, avec une ſi grande activité ſans aucune cauſe apparente : la nature n'a point paru venir ravir à l'Electricité ce qui lui appartenoit, on verra même par la ſuite qu'elle lui a permis de mettre en évidence toute ſon efficacité, & qu'elle s'eſt contentée d'en recevoir tout le le fruit.

Le 5 & le 6 Avril, Electricité médiocre ; le 7, plus forte & continuée pendant deux heures chaque jour.

L'électriſation du 7 Avril fut la troiſieme de la ſeconde ſemaine électrique, après laquelle la malade ſouleva un poids de 24 marcs, ce qui faiſoit trois livres de forces acquiſe par les trois premieres électriſations de la ſeconde ſemaine. D'où il parut que, quoique l'Electricité ait été plus foible durant ces trois jours, la malade, loin d'y avoir perdu, a recouvré au contraire une livre de force de plus, que des trois premieres électriſations de la premiere ſemaine, leſquelles ne produiſirent que deux livres de forces.

Le 8, le 9, le 10 & 11 Avril, Electricité forte pendant deux heures chaque jour.

L'électriſation du 11 Avril a terminé la ſeconde ſemaine électrique, durant laquelle la malade ayant ſupporté 14 heures d'électriſation, a recouvré ſept livres de forces : parce qu'alors elle a ſoulevé un poids de 32 marcs.

Pendant cette ſeconde ſemaine électrique, la progreſſion des forces a paru se comporter comme l'exactitude que j'ai donné chaque jour aux électrisations de la malade. Depuis le commencement jusqu'à la fin de cette semaine, j'ai remarqué tous les jours, qu'elle recouvroit une livre de force seulement : les dernieres électrisations de la semaine, quoiqu'elles fussent d'une Electricité plus forte avec la même durée, n'ont point fait paroître plus de forces que les premieres. D'où il sembloit que ces deux marcs d'augmentation de force par jour, étoient absolument & uniquement le fruit de deux heures d'électrisation par 24 heures, sans qu'on put rien accorder à la nature, comme on a fait à l'égard du produit de la premiere semaine : elle n'a point donné de marque apparente d'augmentation de force par elle-même & indépendamment de l'Electricité : en supposant qu'elle y soit entrée pour quelque chose, ce qui lui en appartenoit ne s'étant pas rendu sensible, se réduisoit par conséquent à si peu de force, que la totalité n'a pu être mise en ligne de compte parmi le produit évident de l'Electricité.

Si la nature de son côté eût produit spontanément quelque peu de force, cela auroit dû apporter quelque différence dans la production de chaque jour, attendu qu'elle n'étoit pas assujettie à suivre dans ses opérations la même régle que je m'étois imposé dans l'administration de l'Electricité : ce qu'elle auroit produit de force, auroit dû aller en augmentant de plus en plus jusqu'a la fin de la semaine, de sorte que le produit des dernieres électrisations auroit été accompagné d'une somme de force plus considerable que n'a été celui des premieres de la même semaine. Or cela n'est point arrivé, la production de chaque jour s'est trouvée égale : donc qu'il y a beaucoup de raison de croire que la production des 14 marcs de force acquise pendant la seconde semaine électrique, dépendoit uniquement des 14 heures d'Electricité appliqués à la malade, & distribués à tous les différens jours de la même semaine, durant laquelle il n'a été fait usage d'aucun autre secours de la Médecine.

La malade a montré en même-tems qu'elle faisoit volontairement la flexion du pied affecté de même que de l'autre, qu'elle nouoit adroitement derriere la tête les cordons de son bandeau, &

qu'elle élevoit la main gauche dressée contre une muraille à quatre pouces moins haut que la droite : malgré ces avantages, elle ne pouvoit encore quitter le bras de quelqu'un & marcher seule avec une canne.

Le 12, le 13 & le 14 Avril, Electricité passablement forte pendant deux heures chaque jour.

Le 14 Avril, la malade est venue me recevoir à la porte de l'infirmerie avec le seul secours d'une canne. Elle avoit été de même le matin à la Messe, & en étoit revenue sans emprunter le bras de personne, ce qu'elle n'avoit pas encore pu faire jusqu'alors. Après l'avoir électrisée, elle a soulevé un poids de 38 marcs.

Il parut que la production des forces s'étoit comportée durant ces trois premiers jours de la troisieme semaine électrique, comme dans les autres jours de la semaine qui avoit précédé, c'est-à-dire, que la malade ne recouvra qu'une livre de force par jour. Après en avoir fait l'épreuve, elle me reconduisit jusqu'au perron, traversant deux grandes pieces sans autre secours que sa canne.

Le 15 Avril, Electricité foible ; le 16, très-foible ; le 17, moins foible, & le 18 de même, continuée pendant deux heures chaque jour.

L'électrisation du 18 Avril a terminé la troisieme semaine électrique, durant laquelle la malade ayant supporté 14 heures d'Electricité a recouvré sept liv. de forces, parce qu'immédiatement après cette derniere électrisation, elle a soulevé un poids de 46 marcs: la veille elle n'avoit pu soulever qu'un poid de 44 marcs.

J'ai remarqué pendant cette troisieme semaine que la progression des forces avoit suivie la même marche que durant la semaine précédente : elle a été exactement bornée à une livre en 24 heures.

Cette marche réglée & uniforme a toujours eu jusqu'à un certain point un fort grand rapport, avec l'exactitude que j'ai donnée dans l'application de l'Electricité chaque jour de la semaine. Ce rapport exact, constant & soutenu pendant deux semaines de suite, ne donnoit-il pas la preuve la plus complette, que ces deux marcs d'augmentation des forces par chaque jour, étoit absolument & uniquement le fruit de deux heures d'Electricité par jour.

J'observerai de plus que les deux derniers jours de la même semaine, la malade a été purgée avec quatre verres d'une tisanne royale, & que cette douce purgation de deux jours, loin de l'avoir affoibli, a paru au contraire favoriser la progression de ses forces : car elle a soulevé bien plus lestement qu'à l'ordinaire, & avec plus d'agilité & de force les 46 marcs le deuxieme jour de la purgation, que les 44 marcs de la veille : tellement que si j'eusse ajouté un marc ou deux de plus je crois qu'elle les auroit soulevé encore. C'est en effet ce qu'elle a exécuté le lendemain en sus des deux marcs qu'elle a acquis ce jour-là comme à l'ordinaire, ayant réellement soulevé un poids de 25 liv. le 19 Avril ; au lieu de 24 qu'elle auroit du seulement soulever ce jour-là, suivant l'ordre invariable de la progression de ses forces jusqu'à ce jour.

Mais comme il ne me parut pas probable conséquemment à l'ordre réglé de cette progression, que les forces pussent avoir crues de quatre marcs en 24 heures par le seul effet de l'Electricité : il étoit indubitable que la moitié de cette somme procédoit de l'efficacité de la purgation. Cette vérité est d'autant plus évidente, que c'étoit pour la deuxieme fois que j'observois la même chose.

En effet la semaine qui précéda le 22 Mars, la malade soulevoit à peine trois livres, trois jours après ce quantieme, ayant observé ses forces, elles ne parurent pas avoir augmenté sensiblement; mais les jours suivant la malade ayant été purgée deux jours de suite de la même maniere qu'il vient d'être dit, le lendemain de cette purgation, qui étoit le 28 Mars, elle souleva un poid de 4 livres: & c'est justement cette livre de force que j'ai considérée comme un accroissement spontané, dans la semaine qui a précédé l'Electricité, & qui n'étoit autre chose selon toute apparence que le fruit de la purgation que l'on donna à la malade immédiatement avant la premiere électrisation.

Cette observation importante détruit absolument toute idée d'augmentation spontanée de forces que j'ai d'abord admise, puisqu'elle nous démontre & détermine spécialement dans l'effet d'un purgatif pris deux jours de suite, la cause efficiente de celle que j'attribuois dans le commencement aux efforts spontanés de la nature. La même observation nous fait en même-tems connoître l'utilité des purgatifs pour donner plus d'énergie aux effets de l'Electricité. Je ne désespere pas qu'un plus grand nombre d'observations nous feront découvrir par la suite l'utilité de plusieurs autres remédes pour assurer davantage le succès de l'Electricité.

D'après ce qui vient d'être dit, il est incontestable que la plus grande partie des forces que la malade a recouvré depuis qu'elle s'est fait électriser est due à l'Electricité & en partie à une purgation ; que sans ces secours ou d'autres qui auroient pu leur avoir été équivalent, elle n'auroit recouvré spontanément aucune force, & qu'elle seroit demeurée constamment dans l'état où elle s'est trouvée lors de la premiere électrisation. Il est par conséquent indubitable que le bon état dans lequel elle a été du côté de sa santé, depuis peu de jours après son attaque, que l'avénement de la bonne saison, la bonté de son tempérament & la vigueur de son âge ne lui auroient procurés aucune force dans le côté affecté. Si ces circonstances sont, comme on doit le croire, bien favorables pour assurer davantage le succès des secours extérieurs, c'eſt tout ce que la malade pouvoit raiſonnablement en attendre: car il eſt maintenant hors de doute que ſçut été tomber dans l'illuſion, & s'abuſer extrêmement de fonder ſur ces ſeules circonſtances ſéparées des autres ſecours, des eſpérances qui n'auroient pu être que vaines & inutiles.

Le 19 Avril, Electricité médiocre; le 20 & le 21, Electricité foible, pendant deux heures chaque jour.

Le 19 Avril, la malade recouvra comme tous les autres jours précédens une livre de force; de falcation faite d'une autre livre attribuée ci-devant au purgatif qu'elle a pris les derniers jours qui ont précédés; ce qui étoit évident par la puiſſance qui lui fit vaincre la réſiſtance d'un poid de 25 livres qu'elle a ſoulevé immédiatement après la premiere électriſation de la quatrieme ſemaine.

Cette puiſſance nous approchoit beaucoup de celle du bras ſain, lequel n'a pû ſoulever le même jour de deſſus une table qu'un poids de 34 livres: il reſtoit donc encore à-peu-près 9 livres au plus de force a acquérir, pour établir l'égalité de puiſſance dans les deux bras; mais cette égalité de puiſſance n'y étoit peut-être pas avant la maladie : cela est fort probable, car le plus grand nombre des personnes qui portent leur main droite la premiere dans tous leurs exercices, soulévent toujours de la même main plusieurs livres de plus que de l'autre, ce qui va même communément à cinq à six livres de différence : or la malade étant du nombre de ces personnes, nous pouvions, sans établir cette égalité de puissance, conclure que nous étions bientôt arrivés au terme de la force qu'elle pouvoit avoir avant sa maladie.

Si la progression des forces eût toujours suivi la même marche jusqu'à la fin, nous eussions bientôt été au terme de nos opérations électriques, & le rétablissement de la malade eût été parfait peu de jours après. Mais il y avoit lieu de conjecturer comme je l'ai fait, que cette progression se ralentiroit de plus en plus à mesure que nous approcherions du terme desiré. C'est ce dont je m'apperçut alors, car immédiatement après la troisieme électrisation de la quatrieme semaine, la malade n'ayant pu soulever qu'un poid de 26 livres, cela ne donnoit plus que deux livres d'augmentation pour trois électrisations : ce qui me parut dès-lors une diminution notable dans la progression des forces.

Le 22 Avril, Electricité médiocre ; le 23, le 24 & 25, Electricité forte pendant deux heures chaque jour.

Quoique les forces de la malade ayent fait quelque progrès pendant la quatrieme semaine électrique, leur progression a été peu soutenue & n'a gardé aucune régle dans sa marche. Les forces ont crues comme il vient d'être dit de deux livres pendant les trois premiers jours : le 4, le 5 & le 6e. jour, elles n'ont donné aucune marque sensible d'augmentation ; mais le 7e. jour de la même semaine il y eut augmentation de force d'un marc seulement : ce qui faisoit en tout deux livres & demie pour les sept électrisations de la quatrieme semaine, durant laquelle la malade n'a reçu aucun autre secours de la Médecine.

Nous avons de plus remarqué que pendant cette même semaine la malade s'étoit habillée toute seule, que sa marche étoit bien plus ferme, qu'elle s'étoit promenée plusieurs fois le jour dans le jardin pendant une heure, sans prendre le bras de personne, que son pied auparavant

paravant un peu trop tourné en dehors s'étoit préſenté plus droit en marchant, que les douleurs des articulations étoient conſidérablement diminuées, qu'elle avoit tenu ſa main en ſupination pendant un peu de tems, ce qu'elle n'avoit pas encore pu faire juſqu'alors, qu'ayant donné des attitudes un peu gênantes aux différentes parties de ſes membres affectés, il y étoit ſurvenu beaucoup moins de mouvemens involontaires, & qu'enfin elle portoit la main gauche le long de la muraille à deux pouces près de la même hauteur qu'elle faiſoit de la droite.

Le 26, le 27 & le 28 Avril, Electricité forte pendant deux heures chaque jour; le 29, Electricité médiocre pendant une heure trois-quart; le 30, Electricité médiocrement forte pendant deux heures; le 1er. & le 2 Mai, Electricité forte pendant une heure trois quarts.

L'électriſation du 2 Mai, a terminé la cinquieme ſemaine électrique, durant laquelle la malade n'ayant reçu aucun autre ſecours de la Médecine, & ayant ſupporté treize heures un quart d'électricité, ne recouvra qu'un ſeul marc de force, parce qu'alors elle ſouleva un poids de 54 marcs. D'où il parut que la progreſſion des forces s'étoit réduite à un quatorzieme pendant cette ſemaine : ce qui ne pouvoit être que l'effet de l'approximation des forces acquiſes, au terme de la puiſſance réelle, dont le bras affecté jouiſſoit avant la maladie. Outre cela elle éleva ſa main gauche le long de la muraille à un pouce près de la même hauteur qu'elle faiſoit de la droite.

Vers la fin de la même ſemaine, les mouvemens involontaires, tant du pouce que du petit doigt, ſe ſont abſolument évanouis, il n'en parut plus dans les ſituations qui auparavant y avoient donné lieu : il en a été de même des douleurs dans les articulations.

Mais ce qui n'eſt pas le moins important à remarquer de ce qui ſe paſſa dans cette cinquieme ſemaine électrique. C'eſt que le 1er. Mai, au matin, la malade quitta la canne pour aller au Chœur & en revenir : la veille elle ne s'en ſervoit en ſe promenant dans le jardin que par contenance & comme d'une choſe qui lui étoit ſuperflue, de ſorte que par la ſuite elle continua de marcher fort bien ſans ce ſecours.

Le 3 Mai, le 4 & tous les autres jours de la ſixieme ſemaine juſqu'au 9, Electricité forte pendant une heure & demie chaque jour.

L'électriſation du 9 Mai, a terminé la ſixieme & derniere ſemaine électrique, durant laquelle Madame Devillers n'ayant plus reſſenti aucune impreſſion de ſa maladie, a fixé à cette époque le terme de ſes électriſations: ce qu'elle a décidé avec d'autant plus de ſécurité, que pendant cette ſixieme ſemaine la force de ſon bras n'a donné aucune marque d'augmentation; elle demeura fixée au terme où elle étoit reſtée la cinquieme ſemaine, malgré l'énergie, l'étendue & la fermeté que toutes ſes autres facultés reprirent pendant cette derniere ſemaine.

La diminution conſidérable de la progreſſion des forces, ſuivie d'une conſtante modicité, & de la ceſſation même de cette progreſſion, nous confirmoit de plus en plus que les forces étoient à-peu-près les mêmes qu'elles avoient été dans le bras affecté avant la maladie. Ce qui le prouvoit d'une maniere inconteſtable, c'étoit 1°. que toutes les facultés des membres affectés s'étoient étendues, affermies & fortifiées, nonobſtant la diminution conſidérable & la ceſſation de la progreſſion des forces; 2o. que cette Dame étoit parvenue à élever la main gauche le long de la muraille aussi haut que la droite; 3o. que depuis qu'elle marchoit sans le secours de sa canne, son pas s'étoit beaucoup plus affermi & accéleré : enfin il ne parut plus lui rester aucune impression de sa paralysie ; d'autant qu'elle donnoit librement & volontairement à son bras, à l'avant-bras, au poignet & aux doigts, aussi-bien qu'à toute l'extrémité inferieure toutes les attitudes & les mouvemens naturels, sans sentir la moindre douleur dans les différentes articulations ; de-là vint aussi qu'il n'y avoit plus de mouvemens involontaires : le tout s'étant passé ainsi, sans que pour cela les forces ayent fait de plus grands progrès. D'où l'on doit inférer qu'elles sont assurément restées au terme où elles avoient été dans le bras gauche avant l'attaque de cette paralysie.

Il résulte donc de toutes ces remarques que six semaines d'Electricité ont achevé de rétablir parfaitement les membres paralysés de Madame Devillers, & que ce secours lui a extirpé jusqu'à la derniere impression de sa paralysie, sans avoir été secondé d'aucun autre remede ; sinon une seule purgation prise en deux fois au milieu du cours des électrisations ; tel a été le fruit de l'Electricité à l'égard de cette paralysie, ainsi qu'il a été suffisamment constaté par les certificats dont voici les copies.

Certificat de M. ROUSSEAU, Docteur en Médecine, Médecin ordinaire du Roi, en son Château de St. Hubert.

Nous soussigné Docteur en Médecine, demeurant à Montfort-l'Amaury, Médecin ordinaire de la Communauté des Dames Religieuses de la Congrégation de Notre-Dame de la même Ville, certifions qu'ayant suivis avec soin les opérations électriques que le sieur Marigues, Maître Chirurgien audit Montfort, a administré exactement tous les jours depuis le 29 Mars, de la présente année jusqu'à ce jour, à Madame Devillers, Religieuse de ladite Congrégation, nous avons remarqué d'abord que la progression de ses forces marchoit d'un pas infiniment plus rapide qu'auparavant, & plus qu'on ne pouvoit l'espérer de tout autre secours ordinaire ; que la premiere semaine électrique ladite Dame a recouvré cinq livres de forces, durant la seconde elle en recouvra sept livres, & une livre de plus durant la troisieme, à cause d'un purgatif qui nous a paru lui procurer deux marcs de force, que durant la quatrieme semaine elle a recouvré cinq marcs de force, pendant la cinquieme un seul marc, & n'en a plus recouvré durant la sixieme : qu'en même-tems toutes les impressions de la paralysie dont ladite Dame restoit affectée avant qu'on l'électrisât, se sont par gradation entierement dissipées, qu'elle jouit maintenant, sans aucune difficulté de toutes les facultés dont elle jouissoit avant sa maladie, qu'elle est en état de vaquer à tous ses exercices, & que les progrès de son rétablissement se sont comportés de la même maniere, que cela est fidellement rapporté dans les remarques ci-dessus. D'où nous inférons que l'Electricité appliquée de la maniere que l'a fait ledit sieur Marigues, à l'égard de ladite Dame Devillers, nous a paru un secours efficace, qu'on peut ajouter utilement en pareil cas aux autres secours de la Médecine, en foi de quoi nous avons signé le présent certificat; à Montfort, ce 9 Mai 1773.

Signé, ROUSSEAU.

Certificat des Dames Religieuses de la Congrégation de Montfort-l'Amaury.

Nous soussigné Supérieure Assistante & Conseillere du Monastere de la Congrégation de Notre-Dame de Montfort-l'Amaury ; certifions que M. Marigues a électrisé Madame Devillers une fois par jour pendant six semaines consécutives durant lesquelles elle n'a reçu aucun autre secours de la Médecine, qu'une seule purgation prise en deux fois deux jours de suite : que dans l'intervalle des trois premieres semaines ladite Dame a recouvré presque toutes ses forces du côté qui avoit été affecté de la paralysie, son rétablissement ayant fait des progrès bien plus rapidement qu'il ne faisoit avant qu'on l'électrisât. Que les remarques ci-dessus dudit sieur Marigues, sur le produit de ses électrisations, nous ont parues faite avec toute l'attention la plus scrupuleuse, les effets de l'Electricité y paroissent judicieusement appréciés : les progrès de la guérison de Madame Devillers y sont exposés fidelement & dans la vérité, nous en pouvons rendre un témoignage certain ayant été les témoins occulaires de tous les degrés du rétablissement rapportés ci-dessus : ce que nous faisons avec d'autant plus de satisfaction, que cet événement rend toutes les facultés à un sujet cher à notre Communauté ; en foi de quoi nous avons signés le présent certificat, ce 9 Mai 1773.

Sœur Michel Boré, Supérieure.
Sœur Catherine le Page, Assistante.
Sœur Marie Servin, Discrette.

Certificat de Madame DEVILLERS, *qui a été le sujet de ces Remarques.*

J'AI soussigné Religieuse professe de la Congrégation de Notre-Dame de Montfort-l'Amaury, certifie que les degrés de mon rétablissement étoient fort languissant avant qu'on m'électrisât, qu'ils reprirent sensiblement une fort grande activité immédiatement après les premieres électrisations, que cette activité s'est soutenue tellement qu'avant la révolution des six semaines d'Electricité, je me suis sentie délivrée des impressions que m'avoit laissé l'attaque de ma paralysie, ce qui ma porté à fixer à ce terme la fin de mes électrisations, dont j'ai bien sentis & prosité de toute l'efficacité qui m'a rendu le libre exercice de tous les mouvemens dont tous les membres sont susceptibles, en foi de quoi j'ai signé le présent certificat, ce 9 Mai 1773.

Signé, DEVILLERS.

Par tout ce qui vient d'être rapporté, il ne paroît pas qu'on puisse douter davantage de la réalité du succès efficace des électrisations, pour la guérison de la paralysie.

Je sçais bien cependant que, non-seulement on pourroit m'opposer un grand nombre d'expériences qui ont paru mettre leur infidelité tout-à-fait hors de doute; mais encore quantité d'autres phénomènes extraordinaires propres à répandre des doutes sur la réalité du produit de mes électrisations. Tels que seroient ceux-ci, par exemple; « la paralysie (dit un Médecin célebre) se dissipe quelquefois, ainsi que » l'apoplexie, sans secours, & comme » il est très-rare qu'on n'y fasse point » de remède, on ne manque jamais de » leur attribuer cet heureux *événement*: » on a même vu plusieurs fois, que la » paralysie contre laquelle on avoit » employé tout ce que l'art peut ins-

» pirer, s'est dissipée sur le champ par » une grande frayeur, par une colere » excessive, ou toute autre passion » vive ». Rien de tout cela ne peut donner atteinte à l'évidence du fruit que j'ai obtenu de l'Electricité.

Certainement il n'a point paru en aucun tems que la maladie de Madame Devillers ait pris d'elle-même le chemin de sa guérison : si elle se fut dissipée indépendamment des divers secours qui lui ont été administrés, cette guérison eût paru avec des progrès bien plus prompts & comme imprévus, sans suivre l'ordre de l'administration des remédes, & sans aucun rapport à l'efficacité & à la propriété connue de chacun de ces mêmes remédes. Il en a été tout autrement, ainsi qu'on en peut être convaincu, pour peu qu'on ait été attentif au détail que j'ai fait d'après l'observation la plus exacte de la maniere dont cette guérison a été operée. La lenteur du rétablissement avant les électrisations, son accélération & ensuite sa marche réglée pendant les opérations électriques, la diminution de ses progrès vers le terme de cette guérison, sont des marques aussi certaines qu'elle n'est point l'effet d'un effort de la nature, non plus que d'aucune passion vive; qu'elle est au contraire, du moins quant à son parfait accomplissement, l'unique fruit de l'Electricité.

Quant aux circonstances; sçavoir, l'âge, le tempérament, le bon état de la santé & le renouvellement de la bonne saison: on ne peut pas soutenir qu'elles ayent produit par elles-mêmes aucun avancement dans la guérison: car malgré leur présence permanente, les degrés du rétablissement de la malade, ne laisserent pas de se ralentir & de cesser même bien avant les électrisations: il est par conséquent plus que probable qu'elles n'auroient pas produit plus d'effet par la suite. Ne les a-t-on jamais vu réunies dans divers sujets, qui cependant n'en sont pas moins restés très-infirmes pendant toute leur vie? Cette expérience n'est malheureusement que trop familiere. Ces circonstances n'avoient d'avantageux pour la malade, que la faculté de mettre plus à profit les secours fructueux qui ont été mis en usage, & sans lesquels elles eussent été absolument inutiles.

A l'égard des expériences qui ont paru démontrer l'inefficacité de l'Electricité pour la guérison de la paralysie ; elles ne peuvent rien prouver contre celles qui ont évidemment démontré le contraire. Quand on oppose expérience à expérience, ce n'est plus de leur résultat dont il faut s'occuper, il faut au contraire s'appliquer à découvrir les raisons d'où dépend la différence de leur produit. On les trouvera ces raisons dans le degré de la maladie, & la durée du tems qui l'a rendu plus ou moins invétérée dans sa complication, dans le caractère du tempérament & l'âge du malade, dans les préparations dont il me paroît nécessaire de faire préluder l'Electricité, dans quelqu'autres petits secours dont elle peut quelquefois avoir besoin d'être accompagnée, dans l'usage bien ordonné des six choses non naturelles, dans la salubrité de la saison, & surtout enfin dans la maniere de diriger le plus convenablement possible le mouvement de l'Electricité.

Il n'est point absolument nécessaire que de toutes ces raisons, les meilleures soient toutes réunies pour obtenir un succès complet de l'Electricité ; mais on l'obtiendra peut-être avec un peu plus de difficulté, & pourra demeurer même d'autant plus incomplet, à proportion que de ces raisons les plus avantageuses il s'en trouvera moins de rassemblées : ce qui n'empêchera pourtant pas que l'on ne s'apperçoive toujours de l'efficacité de ce nouveau reméde, pourvu qu'il soit appliqué avec la meilleure méthode.

Ainsi d'après tout ce qui a été dit ici il ne paroît pas que l'efficacité de l'Electricité soit davantage le sujet d'une question à discuter : elle s'est montrée plusieurs fois d'une maniere trop évidente, pour paroître douteuse à l'avenir. Ceux même qui n'ont pu tirer aucun fruit de l'Electricité, pourront en tirer le plus grand avantage en dirigeant ce ce secours avec une bonne méthode & selon leurs propres lumieres : car il est certain que la maniere dont on devoit diriger l'Electricité, étoit ce qui formoit la principale difficulté.

Mais cette difficulté me paroît maintenant tout-à-fait levée, par les peines & les soins que s'est donné à cet effet M. l'Abbé *Sans.* Parce qu'ayant guéri radicalement un certain nombre de malades, ce qu'aucun autre n'a pas encore fait, & en ayant soulagé plusieurs autres, il ne se peut, qu'il n'ait rencontré la méthode convenable à la production constante d'un succès efficace, & proportionné au degré de lésion & à l'ancienneté de la maladie, ce que l'on n'avoit pas encore trouvé avant lui. La fidelité de cette méthode doit paroître d'autant plus sûre qu'elle m'a réussi aussi bien qu'à lui-même; je pourrois dire plus, qu'elle m'a mieux réussi qu'elle n'a fait entre ses mains. Car il est aisé de voir que j'en ai tiré autant de fruit dans plus de la moitié moins de tems qu'il n'en a employé pour les guérisons qu'il a operé. Je ne crois pas que ce soit l'effet du hazard, qui en cela m'auroit favorisé, je suis trop certain du contraire: je peux dire aussi que la bonne constitution de Madame Devillers, son âge & la bonne saison n'ont point été les causes absolues d'un si heureux succès, n'étant que des circonstances propres à recevoir avec plus de fruit les impressions salubres de l'Electricité, sans rien ajouter d'elles-mêmes au retablissement des facultés.

Sitôt que M. l'Abbé Sans m'eut fait part des procédés de ses électrisations, je compris bien d'abord que la direction de l'Electricité devoit être subordonnée aux connoissances anatomiques

& pathologiques, qu'il est important de bien posséder pour tirer de ce reméde le plus grand fruit possible : je pense que M. l'Abbé Sans ne me refusera pas cet avantage : J'en ai fait usage avec la plus grande attention pendant toutes mes électrisations, & j'ai tout lieu d'être très-persuadé que c'étoit delà principalement que dépendoit tout l'avantage que j'ai eu de plus de sa propre méthode. D'où il résulte que cette même méthode trouvera certainement sa perfection dans la réunion & l'accord de son méchanisme avec les connoissances anatomiques & ætiologiques des symptômes de la paralysie : ce qui me seroit aisé de démontrer, si les bornes de cet ouvrage me permettoient d'entrer dans un plus grand détail. Il me suffit ici d'avoir mis hors de doute l'efficacité de l'Electricité pour la guérison de la paralysie, & la certitude de la méthode que j'ai employé dans mes électrisations. Je viens d'être informé que M. l'Abbé Sans, qui en a fait la découverte, s'est proposé de la donner incessamment au Public.

FIN.

AVIS.

Les perſonnes qui pourroient être affligées d'une Paralyſie récente, peuvent s'adreſſer à M. l'Abbé Sans, *chez Madame Motte, premiere Femme-de-chambre de Madame la Comteſſe de Provence, rue de la Chancellerie, à Verſailles, qui leur donnera les renſeignemens néceſſaires; aux conditions d'avoir recours pour la curation de leurs maladies, à M. Marigues, Chirurgien, à Montfort-l'Amaury.*

Elles auront le ſoin d'affranchir leurs Lettres

Le Privilége & l'Enregiſtrement ſe trouvent à la fin de la ſeconde Partie de la guériſon de la Paralyſie par l'Electricité.

www.ingramcontent.com/pod-product-compliance
Ingram Content Group UK Ltd.
Pitfield, Milton Keynes, MK11 3LW, UK
UKHW020330220726
13923UKWH00003B/1488